AF298150

CONTRIBUTION A L'ÉTUDE

DE

L'OBLITÉRATION DU COL UTÉRIN

CHEZ LA FEMME EN COUCHES

PAR

Antoine BOYER

Docteur en médecine de la Faculté de Paris

———

PARIS

G. STEINHEIL, ÉDITEUR

2, RUE CASIMIR-DELAVIGNE, 2

——

1890

CONTRIBUTION A L'ÉTUDE

DE

L'OBLITÉRATION DU COL UTÉRIN

CHEZ LA FEMME EN COUCHES

CONTRIBUTION A L'ÉTUDE

DE

L'OBLITÉRATION DU COL UTÉRIN

CHEZ LA FEMME EN COUCHES

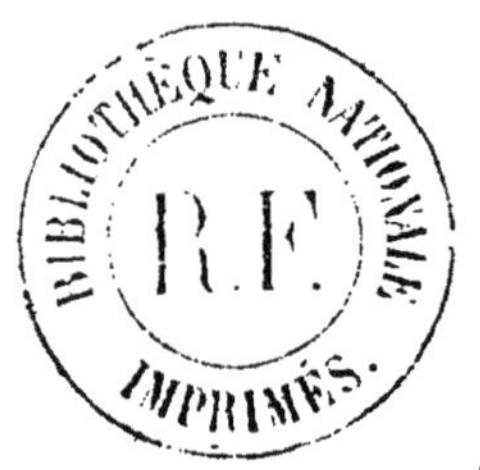

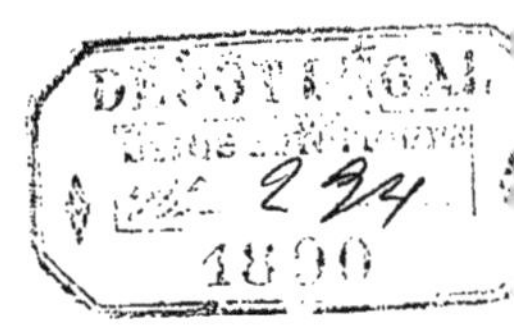

PAR

Antoine BOYER

Docteur en médecine de la Faculté de Paris

———

PARIS

G. STEINHEIL, ÉDITEUR

2, RUE CASIMIR-DELAVIGNE, 2

—

1890

CONTRIBUTION A L'ÉTUDE

DE

L'OBLITÉRATION DU COL UTÉRIN

CHEZ LA FEMME EN COUCHES

INTRODUCTION

Pendant les dernières années de nos études médicales que nous venons de passer à la Maternité de l'hôpital de la Pitié, dans le service de notre excellent maître M. Maygrier, nous avons eu l'occasion d'observer un cas d'oblitération du col chez une femme en couches.

La rareté de ce cas de dystocie nous inspira l'idée de rechercher dans les auteurs les observations analogues et d'en faire le sujet de notre thèse inaugurale.

Après les hommes éminents qui ont traité cette question, il reste peu de chose à dire, aussi nous nous contenterons de citer les opinions de nos devanciers, de grouper quelques observations éparses dans la littérature médicale, de publier une observation personnelle et d'en tirer quelques conclusions.

Avant d'entrer dans l'étude de notre sujet, nous prions M. Maygrier de vouloir bien recevoir l'assurance de notre profonde gratitude, pour la bienveillance qu'il nous a toujours témoignée, et surtout pour les précieux enseignements qu'il n'a cessé de nous prodiguer.

Nous prions aussi M. le professeur Laboulbène, dont nous avons été l'élève, d'agréer l'expression de notre respectueuse reconnaissance pour le grand honneur qu'il nous fait en acceptant la présidence de notre thèse.

CHAPITRE PREMIER

Historique.

Les anciens accoucheurs soit en France, soit à l'étran-
ger, ne parlent point dans leurs écrits du sujet qui nous
occupe.

Portal, au XVIIe siècle, paraît avoir connu l'oblitération
du col, mais les observations qu'il cite sont considérées
comme fausses par quelques auteurs.

Baudelocque regarde comme très rare la sténose complète du col ; il doute même de la possibilité de cette
affection.

En 1811, Flamant dans sa thèse de concours, sur
l'opération césarienne, décrit un hystérotome destiné à
inciser le col utérin dans les cas d'oblitération ou de rigidité.

En 1816, Capuron dans son traité d'accouchement, cite
une observation de Lauvergeat ; cas d'oblitération complète à propos duquel il décrit d'après Sabatier le manuel
opératoire de l'opération césarienne vaginale.

Mme Lachapelle, dans son X^e mémoire, parle, d'une
façon assez brève, de l'obturation muqueuse du col ; comme
traitement elle conseille l'expectation ; il paraît qu'il
ne s'est présenté à son observation que de ces cas bénins

qui ne demandent aucune intervention de la part de l'accoucheur.

W. J. Schmitt et F. Nægelé décrivent avec précision l'affection qui nous occupe.

En 1835, alors que Velpeau mettait encore en doute l'existence de la colposténose chez la femme enceinte, H. F. Nægelé publiait, à Heidelberg, un travail d'ensemble sur l'oblitération du col dans la grossesse ; il réunissait les faits rapportés par Schultz, Schmitt, F. Nægelé, Vogelmann, Willert, Hirt.

A partir de cette époque, les observations sont plus fréquentes. Rœssel fait à Strasbourg, en 1847, une thèse sur le rôle du col dans la grossesse et l'accouchement. Dans un chapitre spécial, il s'occupe de l'oblitération du col et cite quelques faits intéressants.

En 1860, Depaul, après avoir observé trois cas de sténose complète du col dans l'accouchement, publie un mémoire intitulé : « De l'oblitération du col de l'utérus chez la femme en couches et de l'opération qu'elle réclame ».

Il passe en revue les observations déjà citées, il en rejette beaucoup comme infidèles.

Dans l'observation I, il nous donne l'opinion qui régnait alors en France sur cette question et il nous indique dans les lignes suivantes ce qu'en pensait Dubois : « La « double complication de l'oblitération du col et du « rétrécissement du bassin, donnait à ce cas assez de gra- « vité pour qu'il me parût nécessaire de réclamer l'avis « de M. le professeur Dubois ; j'étais d'ailleurs bien aise « de lui faire constater le premier de ces deux états qui a

« été considéré par lui comme très rare, et nié par des
« auteurs d'un grand mérite ».

Mattei, en 1862, fait, à l'Académie de médecine, une
communication ayant pour titre : « De la dystocie par
l'oblitération complète du col ». Il réunit 42 observations
dont deux personnelles.

A partir de ce moment, l'oblitération du col prend place
dans les dystocies, son existence ne peut plus être mise
en doute.

Costilhes, Godefroy, M. de Soyre, M. Charpentier,
M. Bailly donnent quelques observations intéressantes.

En outre, dans les dictionnaires et dans les traités
d'accouchement publiés depuis les vingt dernières années,
nous trouvons la question qui nous occupe traitée à l'article : « Dystocie provenant des parties molles », mais
la rareté de ce genre de dystocie nous explique pourquoi
bien des auteurs passent rapidement sur ces faits.

CHAPITRE II

Étiologie.

L'étiologie de l'oblitération du col est une question qui n'est pas complètement élucidée ; en effet, si dans bien des observations, nous pouvons retrouver les traces d'une affection utérine ou de lésions antérieures du col, dans quelques-unes rien ne peut être invoqué pour expliquer cet état pathologique. Dans ces cas, il est vrai les plus rares, il pourrait se faire que l'on se soit trouvé en présence de l'affection connue par les gynécologistes américains sous le titre de dysménorrhée obstructive : sténose congénitale de l'orifice externe qui n'est plus représentée que par un pertuis semblable à un trou d'aiguille. Ce pertuis permet cependant l'écoulement menstruel et pourra permettre, avec quelques difficultés, la fécondation.

Mattei, dans 19 observations, ne trouvant, dans les antécédents des malades, rien de capable d'expliquer l'oblitération, admet qu'alors elle résulte de l'organisation du bouchon plastique qui se trouve dans le canal cervical durant la gestation.

A côté de son opinion, nous citerons celle de Klob qui suppose que, dans quelques cas, l'obturation est due à la formation d'une sorte de membrane caduque venant s'interposer entre les lèvres du col.

Les faits que nous venons de citer sont très rares : dans le plus grand nombre des observations, nous trouvons des causes multiples pouvant expliquer la sténose du col ; tous les auteurs sont unanimes à reconnaître comme point de départ, les traumatismes, les inflammations, les opérations ayant porté sur le col.

C'est chez les multipares que l'on a observé le plus fréquemment cette affection. Dans un accouchement, surtout lorsque par suite d'une dystocie quelconque on est obligé d'intervenir et de terminer artificiellement le travail, le col utérin est soumis à des traumatismes causés par le fœtus, les instruments, ou la main de l'accoucheur.

Ces traumatismes amèneront, sur le pourtour de l'orifice externe, des érosions, des déchirures plus ou moins considérables.

La réparation de ces lésions, qui peuvent dans quelques cas, être très étendues, se fera au moyen de tissu cicatriciel, de telle sorte que nous pourrons avoir, après l'involution, un orifice externe dont les bords seront formés par un anneau cicatriciel : de cet anneau partiront, dans diverses directions, des brides du même tissu. Le tissu cicatriciel étant éminemment rétractile tendra à oblitérer de plus en plus le canal cervical.

En outre, remarquons la fréquence des affections de la cavité utérine, ou du canal cervical, après les accouchements laborieux.

Ces considérations nous montrent la raison de la plus

grande fréquence de l'oblitération du col, chez la multipare, et nous explique, jusqu'à un certain point, les réci-
dives que l'on a observées.

Playfair cite une femme, chez qui il fut obligé, dans
deux grossesses successives, de débrider le col. Ashwell,
chez une de ses malades, constata à quatre accouchements, l'oblitération de l'orifice externe, à chacun de ces
accouchements, il fut obligé de pratiquer des incisions.

Dans quelques autres oblitérations du col, on peut
invoquer, comme cause, des cautérisations pratiquées
dans la cavité cervicale soit avec le nitrate d'argent, soit
avec le cautère actuel.

Quelquefois même ces cautérisations ont été conti-
nuées dans les premiers mois de la grossesse.

Citons enfin le fait rapporté par Caffe qui, dans un cas
par lui observé, attribue l'oblitération de l'orifice externe
à des injections faites, dans la cavité cervicale, avec de
l'eau et des cendres. Ces injections avaient été faites dans
le but de provoquer l'avortement.

Ainsi que le fait remarquer Mme Lachapelle, l'orifice
externe est rétréci ou obstrué par des brides cicatricielles,
provenant d'accouchements ou d'affections antérieurs,
mais ce n'est que lorsque la conception a eu lieu que
l'oblitération se complète.

La grossesse en modifiant la circulation de l'utérus,
en donnant à cet organe une vitalité plus considérable,
en supprimant l'écoulement de mucus qui vient de la cavité utérine et cervicale, en supprimant surtout le flux
cataménial, facilite l'agglutination des deux lèvres du col.

Les surfaces ulcérées ne sont plus isolées par les mucosités, les adhérences commençantes ne sont pas détruites par l'écoulement du sang menstruel; les bourgeons s'organisent ; un tissu cicatriciel se forme, et au terme de la grossesse, on se trouve en présence d'un col dont les deux lèvres sont intimement soudées et que les contractions utérines ne peuvent plus faire dilater.

CHAPITRE III

Symptômes et Diagnostic.

L'oblitération du col n'apporte aucun trouble à l'évolution de la grossesse ; aussi ce n'est généralement qu'au moment de l'accouchement que l'on est appelé à constater cette affection.

Nægelé et, après lui, quelques autres auteurs distinguaient avec soin deux variétés d'oblitération.

Ils décrivaient, en premier lieu, une agglutination du col par une toile celluleuse ; en deuxième lieu, une fusion des parois et des orifices du col par un véritable tissu cicatriciel.

Nous croyons inutile de différencier ces deux états, car pour nous, oblitération muqueuse ou celluleuse, peu nous importe le terme, et oblitération cicatricielle sont deux stades différents d'un même processus pathologique.

Le diagnostic de l'oblitération du col est généralement facile. Il suffit d'être un peu exercé au toucher vaginal pour le poser, dans le plus grand nombre des cas.

Dans les faits d'oblitération de l'orifice interne, en pratiquant le toucher vaginal, alors que rien encore n'a pu faire soupçonner l'affection, on trouve un col ramolli, dont la portion vaginale a sa longueur normale, un orifice externe ne présentant rien de particulier.

C'est par l'observation de la marche du travail que l'on est conduit à poser le diagnostic : en effet, les contractions utérines, bien qu'énergiques et se suivant à intervalles réguliers, n'amènent, du côté du col, aucune modification. Le doigt, dans l'orifice externe, constate que l'interne est fermé par une cloison. L'examen au spéculum aidé du cathétérisme du canal cervical viendra confirmer le diagnostic.

Le diagnostic de l'oblitération de l'orifice externe est plus délicat.

Certains auteurs ont remarqué, que dans ces cas, les douleurs avaient un caractère spécial et qu'elles différaient de celles de la dilatation et de celles de l'expulsion.

Les douleurs par leur caractère et par leur intensité étant éminemment variables, suivant les parturientes, nous ne saurions attacher une valeur quelconque à ce symptôme.

La prolongation du travail pourra faire soupçonner l'affection, mais de même que lorsqu'il s'est agi de l'orifice interne, les renseignements fournis par le toucher vaginal et l'examen au spéculum, serviront de base certaine au diagnostic.

Le doigt introduit dans le vagin constate la sécheresse de ce conduit, il n'est pas lubréfié comme à l'ordinaire par les glaires et les mucosités s'échappant du col.

En continuant l'examen, on arrive sur le segment inférieur de l'utérus, formant une tumeur lisse, arrondie, plus ou moins engagée dans l'excavation, suivant la présentation du fœtus et la conformation du bassin.

Si la fusion des deux lèvres du museau de tanche a été complète, si le tissu qui les relie est en très petite quantité, il est impossible de trouver aucune trace du col. Le segment inférieur s'est distendu, a amené la dilatation de l'orifice interne et du canal cervical : tous ces tissus ont la même consistance, sont amincis et tendus ; rien ne peut indiquer la place où fut le col.

Dans d'autres cas, après quelques recherches, le doigt trouve une sorte de tubercule, ou bien un point où les tissus semblent s'amincir et former une petite dépression, c'est là tout ce qui reste du col.

Cette constatation a une certaine valeur : car, lorsqu'il faudra, par une opération, créer une ouverture, c'est sur ce point que l'on incisera.

Le toucher vaginal doit être pratiqué largement, et, si certains points des culs-de-sac sont inaccessibles au doigt, il sera bon de pratiquer le toucher manuel précédé de l'anesthésie si on a affaire à une primipare ou à une femme à vulve étroite.

L'examen au spéculum, ou mieux avec la valve de Sims, la femme étant dans la position genu-pectorale ou en semi-pronation, pourra être utile.

Cet examen ne saurait avoir la valeur de celui que l'on a pratiqué avec le doigt, car, dans bien des cas, les culs-de-sac ne sauraient être explorés par la vue. La coïncidence d'un rétrécissement du bassin, en maintenant la partie fœtale très élevée, pourra augmenter la difficulté du diagnostic.

Dans quelques cas, le segment inférieur est tellement

mince, s'applique si exactement sur la tête fœtale, que l'on a cru avoir affaire à la poche des eaux ; on a essayé de la rompre, il n'y avait pas grand mal à cela ; mais, ce qui est plus grave, c'est que des applications de forceps ont été tentées.

On ne confondra pas l'oblitération du col avec le cloisonnement transversal du vagin : Le toucher vaginal nous montrant alors ce conduit terminé, à peu de distance de la vulve, par une voûte à concavité inférieure, présentant un orifice.

En dilatant ce pertuis, on arrive sur le col de l'utérus.

Chez les primipares âgées, il arrive parfois que le col met beaucoup de temps à se dilater ; l'orifice interne et le canal cervical se laissent distendre d'abord, mais l'orifice externe réduit à un pertuis du volume d'une grosse épingle résiste plus longtemps : l'oblitération de la cavité utérine n'étant pas complète, on constatera l'écoulement des glaires.

La cause d'erreur la plus fréquente est la déviation du col.

Velpeau niait l'oblitération et prétendait que si l'on n'avait pas trouvé le col, c'est que l'on n'avait pas su le chercher ; cette opinion est exagérée.

Cependant Depaul, dans un cas où l'orifice utérin se trouvait dans le cul-de-sac antérieur, derrière les pubis, porta le bistouri sur la convexité de la tumeur ; l'utérus incisé, il arriva sur le placenta, et la femme mourut d'hémorrhagie.

La déviation en arrière et en haut est plus fréquente ;

B.   2 mais l'exploration méthodique des culs-de-sac, devra toujours nous faire trouver le col, pour si haut qu'il soit situé.

Après un examen bien conduit, on ne saurait méconnaître une oblitération du col.

CHAPITRE IV

Traitement et pronostic.

Au point de vue du traitement, trois questions se posent dès le début :

1° A quel moment faut-il intervenir ?.

2° En quel point de l'utérus faut-il ouvrir la route au fœtus ?

3° De quelle façon faut-il ouvrir cette route ?

1° A quel moment faut-il intervenir ?

Dans les cas où l'oblitération serait constatée avant le début du travail, nous croyons, et c'est là l'opinion de Depaul, qu'il faut laisser la grossesse suivre son cours normal, et ne rien tenter pour détruire les adhérences, dans la crainte de provoquer, soit un avortement, soit un accouchement prématuré.

Lorsque le travail est déclaré, lorsque les contractions sont énergiques, lorsqu'elles se reproduisent régulièrement et fréquemment, si aucune modification ne se produit du côté du col, nous croyons qu'il faut intervenir.

Inutile alors d'essayer les applications belladonées, les fomentations et les injections émollientes ; inutile et même dangereuse l'expectation tant préconisée par Baudelocque et Mme Lachapelle.

Il vaut mieux inciser que d'attendre que les contractions amènent la rupture ou la gangrène du segment inférieur.

En intervenant, dans les premières heures du travail, nous évitons à la femme une grande fatigue, des douleurs souvent intolérables, nous empêchons l'utérus de s'épuiser contre un obstacle que dans bien des cas il sera impuissant à vaincre; nous écartons les accidents consécutifs à un travail trop long : mort du fœtus, inertie utérine, rupture utérine et parfois éclampsie.

2° En quel point de l'utérus faut-il ouvrir la route du fœtus?

Nous ne citons que pour les blâmer les faits rapportés par Smith; des chirurgiens américains n'ont pas hésité à pratiquer deux fois l'opération césarienne par voie abdominale pour des cas d'oblitération du col. Nous ignorons les résultats, mais c'était faire courir inutilement aux malades de graves dangers.

C'est sur le segment inférieur, sur le col si cela est possible, qu'il faut inciser.

S'il existe un tubercule, une dépression ou une cicatrice indiquant la place du col, c'est en ce point qu'il faut agir.

Dans les autres cas, quand il n'existe aucune trace de col, on doit pratiquer la nouvelle ouverture là où aurait dû normalement se trouver l'orifice, c'est-à-dire près du sommet de la tumeur formée par le segment inférieur de l'utérus, à un travers de doigt en arrière de la ligne transversale qui la diviserait en deux parties égales.

3° De quelle façon faut-il ouvrir cette route ?

Flamant, Capuron, Coutouly, Biennaise ont voulu régler ce qu'ils ont nommé l'opération césarienne par voie vaginale; ils ont inventé pour la faire des instruments tombés aujourd'hui dans l'oubli.

Si nous examinons les observations que nous avons entre les mains, nous voyons que l'observation clinique seule peut nous guider; suivant les cas, il faudra varier le manuel opératoire.

Dans certains cas l'ongle, une sonde de femme, le bec de la sonde cannelée suffisent pour rompre les adhérences; dans d'autres il faut inciser au bistouri.

Lorsqu'on aura recours au bistouri, nous conseillons d'appliquer une valve de Sims ou un spéculum, d'érailler avec la pointe, peu à peu, les fibres musculaires ou le tissu cicatriciel, en ayant soin de ne pas traverser complètement la paroi; on termine l'ouverture avec la sonde ou le doigt. En opérant ainsi on ne saurait léser les parties fœtales.

Souvent, les contractions font progresser la dilatation de l'orifice que l'on vient de créer, et l'accoucheur n'a plus qu'à laisser faire la nature.

Parfois, la dilatation marche régulièrement au début; puis, lorsqu'elle a atteint un centimètre et demi ou deux centimètres de diamètre, elle s'arrête, et, malgré des contractions énergiques, le travail ne progresse plus.

Il faut intervenir de nouveau; on fera, avec un bistouri boutonné ou avec des ciseaux, des incisions multiples de cinq à six millimètres de longueur, sur le pourtour de l'orifice.

Nous sommes loin des conseils donnés par les accoucheurs du commencement du siècle : Flamant, en effet, conseillait d'inciser, d'avant en arrière, sur une étendue de un pouce et demi à deux pouces. Gardien allait plus loin et préconisait une incision de cinq pouces.

Le pronostic de l'oblitération du col est moins grave que l'on ne serait tenté de le croire de prime-abord; dans les observations publiées, on voit presque toujours les malades avoir des suites de couches normales.

Cependant si l'oblitération est méconnue, si on laisse l'utérus s'épuiser en pure perte contre un obstacle qu'il ne peut surmonter, si surtout des mains inexpérimentées essaient, ainsi que le rapporte M. P. Budin, des applications de forceps ou des tentatives d'extraction, il pourra se faire que la vie de la mère et de l'enfant coure de grands dangers.

Des cas de récidive ont été cités deux fois ; aussi il sera bon d'examiner la femme au spéculum après l'involution, afin de voir l'état de l'orifice externe.

Il y aura lieu souvent de pratiquer la dilatation du col ou même sa division, pour prévenir une nouvelle oblitération, faciliter l'écoulement des règles, et rendre possible une nouvelle grossesse.

OBSERVATION I

Publiée par DEPAUL dans le *Moniteur des sciences médicales et pharmaceutiques*, 1860 (Résumé).

Le 15 août 1855, Depaul est appelé en consultation par M. le Dr A. Remondet auprès d'une femme en travail depuis 2 jours.

Cette femme, de forte constitution, portait sur les membres des traces de rachitisme ; le diamètre sacro-pubien était de 8 1/2 cent. Dans un précédent accouchement on avait été obligé de pratiquer la céphalotripsie.

A l'examen on constate de nouveau le vice de conformation du bassin, mais il est impossible de trouver le col utérin ; après une exploration très minutieuse des culs-de-sac, on pose le diagnostic d'oblitération complète de l'orifice externe.

Comme la circulation fœtale n'avait subi aucun trouble qui pût inspirer des inquiétudes, et que l'état de la mère était excellent, Depaul décida d'attendre, afin de faire une part aussi large que possible aux efforts naturels.

Le 16 août : même état ; les douleurs sont énergiques.

Le 17 août, à 11 h 1/2 du matin, la malade est vue par le professeur Paul Dubois, le diagnostic est confirmé et l'intervention décidée, car la malade en travail depuis 4 jours commençait à avoir un peu de fièvre.

La malade est placée en position obstétricale ; Depaul

conduit sur les doigts de la main gauche introduits dans le vagin un long bistouri à lame convexe dont le tranchant avait été entouré de linge jusqu'à un centimètre de son extrémité.

Incision par petits coups, dirigée de droite à gauche, à égale distance des insertions antérieures et postérieures du vagin en un point où la paroi utérine semblait moins épaisse.

Écoulement de liquide amniotique : ouverture de 1 centimètre de diamètre. Débridements à droite, à gauche et en arrière.

La dilatation se complète rapidement.

Application de forceps sans résultat.

Perforation et céphalotripsie.

Suites de couches normales.

Après l'involution, la malade est examinée ; au point où l'utérus avait été incisé, on trouve un petit mamelon irrégulier, au centre duquel se trouve une ouverture à bords un peu durs.

OBSERVATION II

Publiée par DEPAUL dans le *Moniteur des sciences médicales et pharmaceutiques*, 1860 (Résumé).

La nommée Julie K..., âgée de 29 ans, multipare, entre à l'Hôtel Dieu le 15 septembre 1855, pour s'y faire traiter de vomissements presque continuels qu'elle éprouvait depuis longtemps.

À l'âge de 23 ans elle fut atteinte d'une ulcération du

col de l'utérus, pour laquelle on dut pratiquer plusieurs cautérisations au nitrate d'argent.

Le 16 septembre à la visite, on constate : Amaigrissement et faiblesse portés à un degré extrême, vomissements fréquents, grossesse au 7e mois.

Traitement : tampon de coton enduit d'extrait de belladone sur le col utérin. Aliments légers.

Le 26 septembre : l'état général est de plus en plus grave. M. Trousseau convaincu que les vomissements étaient liés à la grossesse pensa que l'accouchement provoqué était le seul moyen de sauver la femme d'une mort imminente. MM. Depaul, Legroux, Horteloup, Piédaniel examinent la malade : Depaul conseille d'attendre encore.

Le 11 octobre, une attaque d'éclampsie qui ne se reproduit pas. Depaul mandé par Trousseau se décide à provoquer l'accouchement par le moyen de la douche utérine.

Au moment d'introduire la canule, il constate que l'orifice interne était complètement fermé.

Le col situé au centre du bassin avait une longueur de 8 à 10 millimètres, l'orifice externe était béant, mais le doigt était arrêté à un centimètre de profondeur par une cloison transversale épaisse et résistante qui obstruait complètement le col en ce point.

Une sonde utérine puis un stylet sont introduits dans le col, mais l'obstacle ne peut être franchi.

Au moyen de longs ciseaux courbes on entame la cloison, puis avec un bistouri boutonné introduit dans l'ouverture qui venait d'être pratiquée, on débride à droite, à gauche et en arrière : rupture des membranes ; le col s'entr'ouvre et offre le diamètre d'une pièce de deux francs.

A 7 heures du soir, la dilatation est assez considérable pour permettre une application de forceps : enfant vivant de 7 mois; délivrance naturelle.

Le 12 octobre: état général mauvais, pouls petit, très faible et très fréquent.

Le 13. Accès convulsifs intenses et rapprochés ; mort à 3 heures du soir.

A l'autopsie on trouva un cancer du pylore.

Quant à l'utérus, on trouva sur son col les traces des trois incisions qui avaient été pratiquées.

OBSERVATION III

Publiée par DEPAUL dans le *Moniteur des sciences médicales et pharmaceutiques*, 1860 (Résumé).

M. X..., primipare, rien dans ses antécédents ne peut être invoqué comme cause d'oblitération du col, pas d'affection utérine, menstruation régulière.

Grossesse à terme.

Hystérotomie pratiquée par voie vaginale avec le bistouri; dilatation rapide de l'orifice créé par ce moyen. Enfant vivant.

Suites de couches normales.

Observation IV

Présentée à la Société de médecine de Paris par M. le Dr Costilhes,
médecin de St-Lazare (Résumé).

Primipare de 43 ans ; antérieurement à sa grossesse a
été atteinte d'une affection utérine, probablement. Gra-
nulations de la muqueuse utérine et cervicale, guérison
obtenue par des cautérisations avec l'azotate d'argent
fondu ; les cautérisations ont été faites durant plusieurs .
mois. Grossesse à terme, oblitération complète de l'orifice externe du col.

Hystérotomie vaginale pratiquée avec le bistouri.
Accouchement heureux. Suites de couches normales.

Observation V

Publiée par L. Courvoisier. *Coresp. blatt für Schweiz Aerste*, 1874,
n° 18.

Femme de 26 ans, deux accouchements antérieurs
normaux ; depuis deux ans pertes blanches causées probablement par une gonorrhée du mari.

Endométrite chronique avec ulcération considérable
pénétrant dans le canal cervical.

Un peu d'antéversion de l'utérus gravide de 3 mois.

13 cautérisations avec le crayon, mitigées, deux par
semaine. Au 5e mois de la grossesse, l'écoulement est
moins abondant, mais on constate une certaine rigidité des bords cicatrisés de l'orifice du col.

On rompt les cicatrices 7 fois avec l'hystéromètre, 1 fois avec le bistouri.

La malade est perdue de vue, on la retrouve en plein travail.

Au bout de 12 heures de travail cessation des douleurs.

La tête fœtale est coiffée du segment inférieur de l'utérus qui en impose pour la poche des eaux.

Au toucher on trouve en arrière et en haut une cicatrice dure, étoilée, dont les rayons convergent vers une légère dépression, correspondant évidemment à l'orifice du museau de tanche.

Au moyen d'un bistouri boutonné on tente de fendre le col atrésié. Incisions superficielles dans diverses directions.

Reprise des douleurs, la dilatation arrive à 3 cent 1/2 de diamètre. Rupture de la poche des eaux à la dilatation complète. Les douleurs cessent ; application de forceps, enfant mort. Délivrance artificielle d'un placenta retenu dans l'orifice interne.

Après rétablissement de la malade, on trouve le col atrésié. Dans son voisinage immédiat se trouve, dirigé d'avant en arrière, une fente béante des bords de laquelle partent, dans diverses directions, des fissures cicatrisées.

Les incisions n'avaient pas porté sur l'orifice du col.

Observation VI

Publiée par M. le Dr Charpentier, professeur agrégé, in *Archives de Tocologie*, 1875 (Résumé).

Mme L..., âgée de 29 ans. Réglée à 11 ans d'une façon irrégulière ; mariée à 18 ans, accouchée à 19 ans d'un enfant avant terme (huit mois).

2e grossesse à 22 ans à terme, enfant vivant, accouchement facile.

3e grossesse à 26 ans à terme.

Un an après, affection utérine caractérisée par des douleurs dans le bas-ventre et des pertes abondantes de glaires semblables à du blanc d'œuf non cuit. Traitement reconstituant, cautérisations (27) avec un crayon de nitrate porté dans l'intérieur du col.

Pendant la durée du traitement la malade aurait fait une fausse couche de 2 mois.

Date des dernières règles, 9 novembre 1874.

Le 16 septembre 1875, le palper et l'auscultation font reconnaître une O.I.G.A. Le toucher confirme le diagnostic, on peut arriver sur la fontanelle à travers le segment inférieur.

Il est impossible de sentir le col ni d'en découvrir aucune trace.

Le toucher manuel pratiqué successivement avec les deux mains, permet de découvrir un point un peu déprimé où la paroi semble moins épaisse.

Au moment d'une contraction, le doigt indicateur poussé doucement dans ce point, ce point cède sous la pression de la pulpe de l'index, l'ouverture est dilatée au moyen du doigt introduit entre les bords et les membranes.

La dilatation atteint le diamètre d'une pièce de 5 fr.

Dilatation complète en quelques minutes.

Application de forceps, enfant un peu asphyxié ramené facilement à la vie.

Suites de couches régulières.

OBSERVATION VII

Publiée par M. le Dr BAILLY, professeur agrégé, dans *les Archives de Tocologie*, mars 1879.

Mme X., maigre, d'un tempérament nerveux assez marqué, jouit d'une bonne santé ; elle est régulièrement menstruée et a eu deux enfants d'un premier mariage. En 1869 éprouvant quelques sensations insolites du côté du bas-ventre, elle consulta un gynécologue de Paris, qui diagnostiqua une affection utérine et institua un traitement dont la durée ne fut pas moindre de 18 mois. Ce traitement consista en cautérisations faites avec le nitrate d'argent, puis avec le cautère actuel.

La guerre de 1870 en isolant Paris interrompit ce traitement. Remariée le 26 août 1877, Mme X. ne revit plus ses règles; elle les avait eues pour la dernière fois le 21 août 1877.

Le lundi 15 octobre 1877, légère apparition sanguine.

Le 20. Seconde perte peu abondante.

Le 23. Coliques fort douloureuses, dans l'après-midi suintement sanguin noirâtre par la vulve.

Le 24. Nouvelle crise douloureuse, les douleurs sont périodiques et incitent la malade à pousser.

Le Dr Arthault appelé à ce moment est témoin d'efforts douloureux qui rappellent tout à fait la dernière période d'un accouchement, par le toucher il ne trouve pas de col mais une tumeur lisse, rénitente, donnant l'idée d'une poche liquide.

Pendant l'accès douloureux le suintement sanguin se suspendait pour reprendre ensuite.

Étonné d'un état qui ne s'expliquait pas entièrement M. le Dr Arthault fait appeler M. le Dr Bailly en consultation.

Le Dr Bailly constate un état général bon ; le ventre peu douloureux et assez souple pour permettre d'atteindre une tumeur à bord inférieur arrondi qui dépasse de deux travers de doigt les pubis.

D'autre part le doigt porté dans le vagin sent distinctement le col de l'utérus très volumineux, très élargi et comme aminci par un contenu semi-liquide qui le distendrait ; on ne sent ni lèvre antérieure ni postérieure.

En explorant très attentivement, on découvre sur cette tumeur, un peu à droite, une surface plus souple et plus mince que le reste et sur laquelle le doigt sent assez distinctement un petit pertuis.

A l'examen au spéculum on trouve une tumeur formée par le col, grosse comme une demi-orange, rouge foncé à la circonférence, plus pâle et un peu aplatie au centre. D'un point de cette tumeur près du cul-de-sac droit part une traînée de sang qui s'échappe difficilement par un orifice étroit dont le diamètre ne paraît pas dépasser celui d'une grosse épingle.

Les nombreuses cautérisations avaient déterminé un rétrécissement de l'orifice externe, laissant subsister là une ouverture suffisante pour permettre la conception, mais trop étroite pour en laisser sortir le produit.

Tentative de dilacération avec l'hystéromètre.

Incision cruciale avec un bistouri ordinaire, l'orifice se dilate et permet au doigt d'arriver sur l'œuf et des caillots.

Repos. Injections vaginales fréquentes.

Lochies noirâtres et fétides durant quelques jours.

Rétablissement complet au bout d'un mois.

Observation VIII

Publiée par Townsend. In *Boston med. and surg. Journal,*
30 janvier 1879.

Mme X..., femme à terme, pour laquelle je fus appelé en consultation ; au toucher vaginal je ne trouve pas de col ; en continuant très attentivement l'examen, je trouvai une dépression à la place que le col aurait dû normalement occuper.

La malade avait été traitée pour une affection utérine par des cautérisations avec divers caustiques.

J'examinai la malade avec le spéculum de Sims ; à la place qu'aurait dû occuper le col, je trouvai une cicatrice étoilée.

Avec l'ongle je dilacérai le milieu de la cicatrice ; à partir de ce moment la dilatation marcha d'une façon régulière.

L'accouchement fut normal ; de même pour les suites de couches.

OBSERVATION IX

Publiée par THOMAS SMITH. In *American Journal of obstetrics*, mai 1884.

24 ans, réglée régulièrement, primipare, entre en travail le 21 mai 1883 ; 10 heures après le début du travail, on constate par le toucher que le col n'existe pas mais est remplacé par un petit tubercule ; ce tubercule ne porte aucune ouverture ; au travers du segment inférieur on trouve la tête fœtale appliquée contre les tissus. Le 22, en examinant de nouveau la malade, on trouve une ouverture au sommet du tubercule qui représentait les derniers restes du col.

Dans la nuit du 22, les eaux s'écoulent et les douleurs continuent. A l'examen, pas de changement du côté du col, mais le vagin est lubréfié par les eaux qui continuent à s'écouler.

Dans la journée, les douleurs augmentent, le col se dilate au point d'admettre l'extrémité du doigt qui arrive à toucher directement la tête.

L'orifice présente un certain degré de rigidité, mais quelques contractions vigoureuses achèvent la dilatation.

Les douleurs s'arrêtent ; on donne de l'éther à la femme,

une application de forceps amène, au bout de 15 minutes de traction, un enfant mâle de volume ordinaire et respirant bien. Les suites de couches se compliquent de fièvre intermittente. Guérison.

Remarques. — Dans ce cas, l'utérus put vaincre l'obstacle et par ses contractions il fut capable de dilater le col.

Mais ces efforts semblaient l'avoir épuisé, et il n'était plus capable de terminer l'expulsion de l'enfant.

Les diamètres de la tête fœtale, sa position, les diamètres du bassin étaient normaux; l'occlusion seule de l'utérus prolongeait le travail et a forcé à faire une application de forceps.

La cause de cette occlusion est inconnue :

La malade était mariée depuis moins d'une année, jamais elle n'avait été traitée pour une affection de l'utérus et le cas de dystocie n'avait jamais été soupçonné avant le début du travail.

Observation X

Publiée par Thomas Smith. In *American Journal of obstetrics,* mai 1884.

Primipare; bassin normal; à l'examen, pas de trace de col ni d'ouverture; les contractions sont incapables de faire dilater le col; examen au spéculum bivalve : pas de trace de col, mais on trouve un petit tubercule; après quelques efforts, on introduit une sonde de femme dans ce petit tubercule : on se sert alors d'une pince comme de dilatateur; le doigt est introduit ensuite et repousse les bords de l'orifice. On laisse la nature agir, la dilatation marche d'une façon régulière. Des symptômes alarmants se produisent : l'utérus est en antéversion et forme avec l'axe du corps un angle presque droit; dans la crainte d'une rupture, une intervention est décidée. Anesthésie par l'éther. Le col est dilatable : application de forceps au détroit supérieur; l'opération est terminée en quelques minutes.

L'enfant à terme est vivant.

Les suites de couches sont normales.

Remarques. — Mme X... était mariée depuis peu ; son état de santé était très bon ; mais elle avait eu de la dysménorrhée avant son mariage, jamais elle n'avait été soignée pour cette affection utérine.

OBSERVATION XI (PERSONNELLE)

Recueillie dans le service de M. MAYGRIER.

La nommée A..., âgée de 40 ans, secondipare, entre dans le service le 13 juin 1889.

Les parents, quoique très âgés, sont encore bien portants ; sa mère a eu 15 enfants.

Élevée au biberon, elle a eu, à l'âge de 6 semaines, une entérite très grave, paraît-il.

Elle a marché à 9 mois. A 8 ans, rougeole.

Réglée régulièrement à 11 ans 1/2; les règles abondantes durent 3 ou 4 jours.

En 1873, la malade se marie ; en 1878, surviennent des douleurs très vives, apparaissant brusquement et dispa-

raissant de même, localisées dans le bas-ventre. Ces
douleurs obligent certains jours la malade à garder le
lit. Après 3 mois de souffrances, elle va consulter une
sage-femme qui, durant 8 mois, la traite pour une rétro-
version utérine. La malade nous dit que tous les jours on
lui introduisait dans le vagin trois petits sachets de com-
position inconnue. Fatiguée de ce traitement qui n'avait
produit aucun soulagement, elle se confie à un docteur
qui lui insuffla une poudre jaune dans le vagin ; ce panse-
ment est continué pendant quelques jours. Sur le conseil
du docteur, la malade se retire à Montreuil ; une amélio-
ration notable se produit, puis tout rentre dans l'ordre.

En 1886, elle est atteinte d'une pneumonie qui néces-
sita son entrée à l'hôpital Tenon.

En juin 1886, début de la 1re grossesse ; la gestation
se passe sans accident ; en mars 1887, elle entre en
travail : l'accouchement traîne en longueur, au bout de
trois jours de travail, on s'adresse à un médecin qui fait
une application de forceps.

Enfant mort ; vaste déchirure du périnée.

Dix jours après son accouchement, elle entre à l'hôpital Tenon chez M. Lucas-Championnière : On enlève les
fils qui suturaient le périnée, on fait des injections et
des pansements antiseptiques.

Au bout de six semaines de séjour à l'hôpital, elle sort
sur sa demande, avec l'intention de venir se faire opérer
plus tard.

Vers le 15 octobre 1888, début de la 2e grossesse qui
suit son cours très régulièrement.

Craignant la reproduction des difficultés qui étaient

survenues lors de son premier accouchement, elle va le 1er juin 1889 à la consultation de la Clinique d'accouchement. M. Bonnaire, alors chef de clinique, lui conseilla d'entrer dans le service ; il avait constaté un rétrécissement du bassin.

Quatre jours après, elle est examinée par M. le professeur Tarnier ; il confirme le diagnostic et propose de provoquer un accouchement prématuré. La malade refuse cette intervention et quitte la Clinique.

Le 6 juin, elle va à St-Louis, où elle est vue par M. Porak.

Le 30 juin, la malade retourne à l'hôpital St-Louis, elle est examinée au spéculum par M. Chevallet, interne du service d'accouchement. On ne trouve pas de col utérin, mais cependant on aperçoit un petit tubercule dans lequel on introduit, après quelques efforts, le bec d'une sonde cannelée. On renvoie la femme chez elle. A la suite de cet examen, il s'écoule quelques gouttes de sang.

Le 12 juillet, à 5 heures du soir, premières douleurs. Une sage-femme est appelée ; les douleurs continuent toute la nuit.

Le 13 juillet, à 5 heures du matin, on appelle un médecin ; trompé par l'absence du col, il prend le segment inférieur pour la poche des eaux et y fait une piqûre avec une épingle à cheveux.

Cette intervention ne produit aucun résultat et le médecin craignant de graves accidents conseille d'entrer à l'hôpital. La malade est conduite à l'hôpital St-Antoine et de là à la Maternité de la Pitié. Elle entre dans le service à 7 heures 1/2 du matin le 13 juillet. Les douleurs sont très vives et, dans le but de rendre l'examen moins pénible, on donne à la parturiente du chloroforme à dose analgésique.

La femme, de petite taille, présente de légères traces de rachitisme ; les membres inférieurs ne sont point incurvés, mais ils restent un peu écartés l'un de l'autre lorsqu'on met les talons en contact ; pas d'albumine dans les urines.

L'abdomen est considérablement développé ; il existe en outre une éventration notable.

Le palper permet de reconnaître la tête fœtale au détroit supérieur, le dos à gauche et transversalement, le siège en haut et à droite.

A l'auscultation, le maximum des bruits du cœur se trouve à gauche, à peu près sur le milieu d'une ligne allant de l'ombilic à l'épine iliaque antérieure et supérieure. Le toucher vaginal ne donne aucun renseignement sur la position : la partie fœtale est trop élevée, on ne peut arriver sur la fontanelle, l'angle sacro-vertébral accessible.

On pose le diagnostic de présentation du sommet en O.I.G.T.

Le toucher vaginal fournit d'autres renseignements :

Le doigt explorateur arrive au fond du vagin sur une paroi épaisse, le segment inférieur de l'utérus, mais, malgré un examen attentif, on ne trouve pas de trace de col ni d'orifice.

Cependant, si on refoule la partie fœtale qui commence à s'engager, il s'écoule quelques gouttes d'un liquide rougeâtre.

A 10 h. 1/2 (13 juillet), M. Maygrier anesthésie la malade : on la met en position obstétricale ; il constate l'absence du col, mais dans le cul-de-sac antérieur et sur la droite, il trouve une petite saillie qui laisse suinter de temps en temps quelques gouttes de liquide.

En appliquant une valve de Sims, on découvre le segment inférieur tendu, œdématié et rougeâtre.

Un peu plus tard, M. Couderc fait un nouvel examen au moyen d'un spéculum de Fergusson ; il découvre en haut en avant et à droite la saillie déjà trouvée par M. Maygrier ; en haut de la saillie se trouve un petit pertuis.

A 11 heures (matin), M. Couderc introduit une sonde cannelée dans cet orifice, puis une pince dont il se sert comme d'un dilatateur ; avec son doigt il tâche d'agrandir l'orifice. A 11 heures 10 minutes, la dilatation atteint le diamètre d'une pièce de 2 francs ; l'orifice est ovale, le grand axe est dirigé transversalement.

Les contractions sont énergiques, sous la poussée de la partie fœtale, il se produit une première déchirure sur la partie antérieure de l'orifice, une seconde plus petite à l'extrémité du côté droit.

Dans la crainte de voir s'étendre la déchirure antérieure, on pratique, au moyen de ciseaux courbes, deux incisions d'un centimètre environ, l'une à gauche, l'autre en arrière. L'incision du côté gauche s'agrandit un peu. A 11 heures 35, l'orifice est suffisant pour laisser passer la tête fœtale, qui reste assez élevée mais dans l'excavation. A 12 heures 15, la tête est toujours élevée, la femme s'épuise, les bruits du cœur du fœtus sont moins bien frappés.

M. Couderc fait une application de forceps terminée en 15 minutes.

L'enfant, une fille du poids de 3620 grammes, respire difficilement, mais quelques insufflations suffisent à le ramener à la vie.

A 12 heures 45, la délivrance naturelle a lieu. Placenta normal. Le travail aurait duré 19 heures.

Après la délivrance on fait un examen du col utérin et l'on constate deux lambeaux, l'un antérieur et l'autre postérieur.

La malade quitte le service le 24 juillet ; à ce moment on pratique un examen au spéculum ; le col est revenu sur lui-même, il est encore un peu volumineux. L'ouverture est dirigée transversalement et sépare presque le museau de tanche en deux lambeaux.

CONCLUSIONS

Nous croyons pouvoir tirer de ce travail les conclusions suivantes :

I. — L'occlusion complète du col utérin, soit à ses
orifices, soit dans sa cavité, est presque toujours consé-
cutive à des traumatismes, des inflammations ou des opérations ayant porté sur le col.

II. — Les lésions du col, ulcérations, inflammations,
rétrécissements acquis ou congénitaux, préexistent à la
grossesse, mais c'est pendant son cours que l'oblitération
se complète.

III. — L'oblitération du col ne trouble en rien la
grossesse et ne décèle sa présence qu'au moment du
travail.

IV. — L'agglutination muqueuse et l'oblitération du
col par du tissu cicatriciel pourraient être, d'après nous,
deux stades du même processus pathologique.

V. — Dans quelques cas, la contraction utérine suffit
à rompre l'obstacle ; souvent on a été obligé d'interve-

nir ; les moyens employés ont été : l'ongle, la sonde, les ciseaux, le bistouri.

VI. — Le manuel opératoire sera variable avec les divers cas, l'observation clinique seule servira de guide.

INDEX BIBLIOGRAPHIQUE

Aschwell. — *Guy's hosp. rep.*, avril 1837.

Bailly. — *Archives de tocologie*, mars 1879.

Budin. — *Progrès médical*, 2 et 16 avril 1887.

— *Leçons declini que obstétricale.* Paris, 1889, p. 162 à 168.

Busquet. — *Société anatomique*, 7 avril 1882.

Bouchacourt. — Article Dystocie, *Dict. encyc. des sc. médicales*, 1ʳᵉ série, t. XXXI.

Capuron. — *Cours théorique et pratique d'accouchement.* Paris, 1816, p. 596 à 604.

Costilhes. — *Gaz. hebdomad.*, 1861.

Coutouly. — *Mémoires*, p. 58.

Courvoisier. — *Corresp. blatt. für Schweiz. Aerzte*, 1874, nᵒ 18, 15 septembre 1874.

Charpentier. — *Traité pratique des accouchements*, t. II, p. 257 à 261.

— *Archives de tocologie*, 1875, p. 650.

Depaul. — *De l'oblitération du col de l'utérus chez la femme en couches et de l'opération qu'elle réclame.* Paris, 1860.

— *Archives de tocologie*, 1876.

Flamant. — *De l'opération césarienne.* Thèse de concours, Paris, 1811, p. 25.

Godefroy. — *Revue de thérap. méd. chir.*, 1862 (iuin).

Hatin. — *Journal des connaissances méd.-chir.*, janvier 1839.

Mᵐᵉ Lachapelle. — *Pratique des accouchements.* Paris, 1821, t. III, 10ᵉ mémoire.

Mattei. — *Bulletins de l'Académie de médecine de Paris*, 8 juillet 1862, t. XXVII, p. 969.

Naegelé (H. F.). — *Mogostocia e conglutinatione orif. uteri. ext.*, comm. Heidelb., 1835.

Naegelé et **Grenser**. — *Traité de l'art des accouchements*. Traduction Aubenas. Paris, 1869 (p. 496-500).

Rœnel. — *Du col de l'utérus dans l'accouchement*. Thèse de Strasbourg, 1847.

Sauvé. — *Journal de médecine de Bordeaux*, 1854.

Simpson. — *Essais médicaux de la société d'Edimbourg*. Art. 19, 1765.

Smith. — *American Journal of obstetric*, p. 472, mai 1884.

Stoltz. — Article Dystocie, *Dict. de méd et de chir. pratiques*, 1870.

Tisserant. — *De la non dilatabilité du col de l'utérus, comme cause de dystocie*. Thèse de Nancy, 11 août 1882.

Townsend. — *Boston med. and surg. Journal*, 30 janvier 1879.

Twedie. — *Guy's hospital report*, n° 8, p. 113.

Viguier. — *Du débridement du col dans les accouchements*. Thèse de Paris, 1874.

Velpeau. — *Traité d'accouchement*, t. II, p. 216, 2e édition, Paris, 1835.

IMPRIMERIE LEMALE ET Cⁱᵉ, HAVRE

www.ingramcontent.com/pod-product-compliance
Ingram Content Group UK Ltd.
Pitfield, Milton Keynes, MK11 3LW, UK
UKHW020035080726
13614UKWH00004B/1781